Christoph Rau

KINDERSEELEN – GEISTESBOTEN

OGHAM-BÜCHEREI
44

Christoph Rau

Kinderseelen – Geistesboten

Sinn und Sendung der Frühverstorbenen

OGHAM VERLAG STUTTGART

Einbandgestaltung von Christiane Lesch
und Lotte Boelger-Kling (Schrift)

Herstellung: Druckerei Maisch + Queck, Gerlingen

ISBN 3-88455-044-6

VORWORT

Heute ist glücklicherweise selten geworden, wovon in vergangenen Zeiten sehr viele Familien betroffen wurden: das Sterben von Kindern in frühem Alter. Man war darauf eingestellt, daß nur einige überlebten. Die Zahl der leidgeprüften Eltern und Geschwister war groß; doch auch im Mitleid waren die Zeitgenossen besser geübt durch solch verbreitete Erfahrung. Hin und wieder ließen vermögende Eltern ihren früh Dahingegangenen Grabsteine setzen, deren Inschriften nach Jahrhunderten noch bewegende Kunde geben von schwerem Schicksal.

Wer heute vom Tod eines Kindes als Nahestehender berührt ist, den wird manche Frage bedrängen, allen voran die Grundfrage des Schicksals: Warum gerade mir, gerade uns? – Wie verschieden solcher Herausforderung begegnet wurde, davon zeugen Texte aus vielen Jahrhunderten. Oft klingt darin die Hoffnung auf ein Wiedersehen im Himmel an. Manchmal wurden den Zurückgebliebenen auch unerwartete Begnadungen zuteil – zarte übersinnliche Erfahrungen, wie sie am unmittelbarsten durch Friedrich Hebbel und in den Gedichten von Gustav und Annie Waldt zum Ausdruck gekommen sind.

Zur Gewißheit des Wiedersehens im Himmel gesellt sich heute die Aussicht auf ein Wiederbegegnen in neuen

Erdenleben, schon von Goethe unübertrefflich knapp in Worte gebracht:

«Heute geh ich. Komm ich wieder,
singen wir ganz andre Lieder.»

Ohne Zweifel liegt im Gedanken an das Wiederkommen ein besonders starker Trost, und er ist auch keine vage Hoffnung, sondern durch zahlreiche Erfahrungen von rasch Zurückgekehrten bestätigt. So wird von Shanti Devi berichtet, einer Inderin, die 1925 an der Geburt ihres ersten Kindes starb, daß sie bereits nach Jahresfrist in einen neuen Leib zurückkehrte und sich lebhaft an lauter Einzelheiten des vergangenen Lebens erinnern konnte. Auch Barbro Karlén, die 1954 geborene schwedische Schriftstellerin, war sich seit ihrem dritten Lebensjahr bewußt, während des Zweiten Weltkriegs in Holland gelebt zu haben; bei ihr liegt die kurze Spanne von neun Jahren zwischen Tod und neuer Geburt.

Vor allem in den Gedichten aus Holland (deren Übersetzung dem wesentlichen Beistand durch Dieuwke van Vemde zu danken ist) klingen Ahnungen dieser Art an – Ahnungen, welche an die tiefsten Fragen unserer menschlichen Existenz rühren. Viele dieser Texte werden erst verständlich im Hinblick auf die Tatsache mehrfachen Erdenlebens; vor allem gilt dies für «Das fremde Kind» von Jacobus van Hattum. Hier liegt offenbar eine besondere Erfahrung zugrunde, eines der geheimen Daseinsgesetze: Hat sich ein Menschenwesen nach vollendetem Erdenleben länger in der geistigen Welt aufgehalten, so kann dies zur Folge haben, daß es sich zu weit der Erde entfremdete. Um sich an das Erdendasein zu gewöhnen, braucht es eine Inkarnation auf Probe, für eine kurze Zeit, um sich bald wieder einen neuen Leib für eine Voll-Inkarnation zu suchen. Wir verdanken Rudolf Steiner – dem in solchen Fragen Sachkundigen unserer Zeit – die Aufdeckung solcher Lebensgesetze.

Wenn Eltern nach kurzer Zeit ein sehnlich erwünschtes Kind wieder verlieren, so scheint das Leid unerträglich schwer. Wie aber, wenn jene Seele mit keiner anderen Absicht kam, als um kurz einmal hereinzuschauen – in der Hoffnung, daß die Eltern dafür Verständnis aufbringen, wenn es sich hier nur vorübergehend aufhält, zur Probe für Späteres?

Je mehr diejenigen, die Vater oder Mutter werden, sich darüber klar sind, daß Kinder kein Eigentum auf Dauer sind, sondern ohnehin eines Tages freigegeben werden müssen, um sich ein eigenes Leben und einen neuen Menschenkreis zu suchen; je mehr sie sich darüber klar sind, daß jedes Kind eine Leihgabe auf Zeit ist, den Erwachsenen vorübergehend anvertraut, damit diese ihm den Weg ins Erdenleben ermöglichen, desto leichter wird auch der Gedanke an eine Trennung erträglich.

Wir müssen uns heutzutage – ohne dabei unsere

Zuwendung zur Erde und ihren Nöten im geringsten zu vernachlässigen – an das Vorübergehende unseres irdischen Daseins gewöhnen. Im Wissen um die Wiederkehr verliert der Abschied den Schrecken des Endgültigen. Es gibt keine Trennung ohne Hoffnung auf Wiederkehr und Wiederbegegnen.

Noch ein Wort zu der erschreckend zunehmenden Zahl von Abtreibungen: kann das Gewahrwerden des tiefen Kummers bei Eltern, die ihr Kind liebend gern behalten hätten, nicht auch ein Empfinden dafür wecken, daß ein Kind Ausdruck einer Hoffnung ist und des Vertrauens in die Aufnahmefähigkeit der Eltern? Jedes Kind ist ein Geschenk, das nicht leichtfertig zurückgewiesen werden darf; nicht nur der Geber, sondern das Kind selbst wird gekränkt durch Zurückweisung.

Siegen, im November 1987 *Christoph Rau*

INSCHRIFT DER GRABPLATTE VON GONDORF/MOSEL

(römisch, 5./6. Jahrhundert, original lateinisch)

Bricht auch der bittre Tod des Sohnes
den Eltern das Herz, da ein schnelles
Los ihn dahingerafft hat, so spendet
in der Trauer doch Trost die ewige Hoffnung,
daß er in Anbetracht seiner Jugend
im Paradiese weilt.
Mit nur 9 Jahren und 6 Monaten liegst du
da, Desideratus, hier in diesem Grabe
beigesetzt.

Rheinisches Landesmuseum Bonn

ANTONY VON WEBSTEBESÖKA
1637
Seines Alters 15 Wochen

Sap. 4
Der Gerechte, ob er gleich
zeitig stirbt, ist er doch
in der Ruhe, denn er gefällt
Gott wohl und ist ihm lieb
und wird weggenommen aus dem
Leben under den Sundern.

*

Ein anderer besonders sorgfältig gearbeiteter Sandstein, welcher im Mittelfeld das Relief eines Wickelkindes zeigt, an den vier Ecken Familienwappen, trägt auf der Vorderseite die umlaufende Inschrift:

ANNO 1600 DEN 25 AUGUST
CATHARINA VON WERSEBE GEBOREN
UND DESSELBEN TAGS
SELIG IM HERRN ENTSCHLAFFEN

Kirche zu Herleshausen bei Eschwege

Sag, woher kommen
Die schönen, die frommen,
Die Tausend und aber Millionen
Weißgekleideten Anemonen?

«Wir sind die Kindlein, die abgeschieden
So frühe hienieden;
Nun wohnen wir oben
Im Vaterhause da droben.»

Was tut ihr nun hier
Im Waldesrevier,
Ihr lieblichen Kleinen,
beim Frühlingserscheinen?

«Drum dürfen wir fort,
Jedes an seinen Heimatort:
auf Ostern, da wird Vakanz gegeben,
drei Wochen lang, welch ein Freudenleben.

Und darum sind wir hier
Im Waldesrevier.
Alle weiß gekleidet, Mägdlein und Söhnlein
Mit goldenen Krönlein.»

Christian Wagner (1835–1918)

DIE TOTEN KINDLEIN

Sie wollen um uns bleiben,
sie gehn so schnell nicht fort.
Mit uns sie weiterleiben
des Daseins Hier und Dort.

Mit uns sie weiter sinnen
des Lebenslaufes Bild.
Und ihr ergebenes Minnen,
es macht uns tief und mild.

Friedrich Doldinger

Zu Hebbels Gedicht «Das abgeschiedene Kind an seine Mutter»

Friedrich Hebbel hat jene Gewissensnöte beschrieben, die in ihm durch den frühen Tod seines Kindes entfacht wurden. Er selbst weilte zu einem Studienaufenthalt in Paris, während Elise Lensing, seine Freundin, mit dem dreijährigen Knaben in Hamburg zurückgeblieben war. Schon kurz nach Hebbels Abreise wurde ihr der kleine Max durch den Tod entrissen, die junge Mutter an den Rand der Verzweiflung getrieben. Vergeblich suchte Hebbel aus der Ferne nach Trostworten für sie. Da geschieht ihm, als das Weihnachtsfest näherkam, daß er selbst der tröstenden Gegenwart des Kindes inne wird, das die Erde im Weihnachtslicht «wie im eignen Scheine» aufleuchten sieht, während ihm das Antlitz der Mutter von Trauer umdüstert erscheint. Nun braucht der Dichter nicht länger nach Trostworten zu suchen, das Kind selbst diktiert sie ihm gleichsam in die Feder. Es entsteht das Gedicht, in welchem er – wie er in einem Briefe bekennt – «seine tiefsten Ahnungen und Gedanken über die letzten Dinge niederzulegen versuchte».

DAS ABGESCHIEDENE KIND AN SEINE MUTTER

Ich aber will, geheimnisvoll verbündet
Mit meines Vaters Geist, nicht von dir lassen,
Bis ich das Wort der Worte dir verkündet,
Das, kannst du's auch nicht ungestorben fassen,
Doch all dein Sinnen fesselt und dein Denken,
Bis es sich ganz dir aufschließt im Erblassen.
Ich will in meinen Vater mich versenken,
Ich will mein tiefstes Ahnen ihm entdecken,
Ich will ihm Bilder und Gedanken schenken,
Die selbst vor einem Dichter sich verstecken.
Und faßt' er sie so wenig, wie die Harfe
Den Ton, den Abendlispel in ihr wecken,
So wird er doch nach innerstem Bedarfe
Sie fromm in deine Brust hinüberleiten,
Dann löst in ihr der Mißlaut sich, der scharfe,
Da ew'ge Harmonien ihn bestreiten.

Friedrich Hebbel

AUF MEINES KINDES TOD

1) Was ist mir denn so wehe?
Es liegt ja wie im Traum
Der Grund schon, wo ich stehe,
Die Wälder säuseln kaum

Noch von der dunklen Höhe.
Es komme, wie es will,
Was ist mir denn so wehe –
Wie bald wird alles still.

*

2) Das ist's, was mich ganz verstöret:
Daß die Nacht nicht Ruhe hält,
Wenn zu atmen aufgehöret
Lange schon die müde Welt.

Daß die Glocken, die da schlagen,
Und im Wald der leise Wind
Jede Nacht von neuem klagen
Um mein liebes, süßes Kind.

Daß mein Herz nicht konnte brechen
Bei dem letzten Todeskuß,
Daß ich wie im Wahnsinn sprechen
Nun in irren Liedern muß.

3) Von fern die Uhren schlagen,
Es ist schon tiefe Nacht,
Die Lampe brennt so düster,
Dein Bettlein ist gemacht.

Die Winde nur noch gehen
Wehklagend um das Haus,
Wir sitzen einsam drinne
Und lauschen oft hinaus.

Es ist, als müßtest leise
Du klopfen an die Tür,
Du hättst dich nur verirret
Und kämst nun müd zurück.

Wir armen, armen Toren!
Wir irren ja im Graus
Des Dunkels noch verloren –
Du fandst dich längst nach Haus.

*

Joseph von Eichendorff

FRIEDRICH RÜCKERTS KINDERTOTENLIEDER

Als dem Dichter Friedrich Rückert schon mancher Nahestehender durch den Tod entrissen war, traf ihn jäh der Verlust zweier eigener Kinder. Kurz zuvor in Coburg ansässig geworden, erkrankten gegen Weihnachten des Jahres 1833 seine sämtlichen Kinder an Scharlach. Die dreijährige Luise starb am letzten Tag des Jahres, Mitte Januar folgte ihr der fünfjährige Ernst. Der Vater suchte seine Empfindungen in Worte zu bannen, um selbst Fassung zu gewinnen und zugleich seine Frau zu trösten. In der kurzen Zeitspanne eines halben Jahres (von Ende 1833 bis Juni 1834) schrieb er insgesamt 423 Gedichte nieder. Geringfügige Anlässe, Worte der kranken Kinder oder kleine Begebenheiten tauchten in seiner Erinnerung auf und gerannen ihm zu den «Kindertodtenliedern», von denen zu seinen Lebzeiten die wenigsten bekannt wurden. Erst nach seinem Tod wurden sie veröffentlicht (in Frankfurt 1872). Gustav Mahler hat die schönsten vertont. Sie sind ein bleibendes Denkmal für den Schmerz der Eltern und dadurch ein Balsam für alle, die von ähnlichem Leid erschüttert werden.

KINDERTOTENLIEDER

Du warst so klein, und kleine Blumen schling' ich
Zum Kranze dir, und kleine Lieder sing' ich,
So kleine Gaben großer Liebe bring' ich.

An Blumen hast du wohl wie sonst Gefallen,
Und Lieder, die hier nicht verstand dein Lallen,
Die lernst du singen nun in jenen Hallen.

Auf meine Blumen blickst du lächelnd nieder,

Und singt auf Erden niemand meine Lieder,
So tönen sie vom Himmel schöner wieder.

*

Wie tröstlich ist die Nacht, die uns umschwimmt!
Hätt' ich gewußt dem Tode dich bestimmt,
Nie wär' ich worden deines Lebens froh.
Das Leben glaubt' ich ewig dir verliehn
Und hielt für möglich, daß es könnt' entfliehn,
Nicht eh'r, als bis ich sah, daß es entfloh.

*

Nun ist das Licht im Steigen,
Es geht ins neue Jahr.
Laß deinen Mut nicht neigen,
Es bleibt nicht, wie es war.
So schwer zu sein, ist eigen
Im Anfang immerdar,
Am Ende wird sich's zeigen,
Wozu das Ganze war.
Nicht zage gleich dem Feigen
Und klag in der Gefahr!
Schwing auf zum Sonnenreigen
Dich schweigend wie der Aar!
Und wenn du kannst nicht schweigen,
So klage schön und klar!

Wenn zur Tür herein
Tritt dein Mütterlein
Mit der Kerze Schimmer,
Ist es mir, als immer
Kämst du mit herein,
Huschtest hinterdrein,
Als wie sonst ins Zimmer.

Träum' ich, bin ich wach,
Oder seh' ich schwach
Bei dem Licht, dem matten?
Du nicht, nur ein Schatten
Folgt der Mutter nach.
Immer bist du, ach,
Noch der Mutter Schatten!

*

Es brannt' in meiner Kammer
Ein Lämplein sonst bei Nacht,
Das ging nun aus, o Jammer,
Das hat der Tod gemacht.

Es brannte für die Kleinen
Das Lämplein in der Nacht,
Daß sie nicht sollten weinen,
Wenn sie mir aufgewacht.

Sie schliefen ohne Weinen
Und sind nie aufgewacht,
Doch gerne ließ ich scheinen
Das Lämplein in der Nacht.

Nun hat man meine Kleinen
Gebettet außerm Haus,
Ich lösche nun mit Weinen
Das nächtige Lämpchen aus.

*

Das Veilchen ist aufgeblüht,
Aber es duftet nicht,
Der März ist zu kalt und rauh.

Was fehlt dir, o krankes Gemüt?
Es fehlt dir der Freude Licht,
Es fehlt dir des Himmels Tau.

Das Veilchen ist aufgeblüht,
Aber es duftet nicht,
Der März ist zu kalt und rauh.

*

Laß mich nur entschlafen
Unter Blumen auch,

Wenn sie nicht erwachen,
Mai, von deinem Hauch!

Wenn sie nicht erwachen,
Die entschlafen sind,
Laß mich nur entschlafen
Sanft in deinem Wind!

Laß mich nur entschlafen
Unterm Duft der Flur!
Wenn sie nicht erwachen,
Warum wach' ich nur?

*

Du wandelst ober der Sonne,
In einem andern Licht;
Für deine höhere Wonne
Hab' ich die Sinne nicht.

Mich freut es, hier vom frühen
Lichtblicke der Sonne mild
Mit Lächeln übersprühen
Zu sehn an der Wand dein Bild.

Und mehr noch: dich im Herzen
Zu tragen am Sonnenstrahl
Unter der Lüfte Scherzen
Durchs blühende Frühlingstal.

*

Du brauchst nicht deinen Schmerz zu nähren,
Er wird von selbst im Herzen währen.
Du brauchst ihn auch nicht zu bekämpfen,
Du wirst ihn doch nicht niederdämpfen.
Was sollst du tun? Laß dir's erklären:
Den Schmerz in dir zur Lust verklären.

*

Nun will die Sonn' so hell aufgehn,
Als sei kein Unglück die Nacht geschehn.

Das Unglück geschah auch mir allein,
Die Sonne, sie scheinet allgemein.

Du mußt die Nacht nicht in dir verschränken,
Mußt sie ins ewige Licht versenken.

Ein Lämpchen verlosch in meinem Zelt –
Heil sei dem Freudenlichte der Welt!

*

RITORNELLE

Blumen im Garten!
Ich red' euch an mit Seufzern, statt mit Worten;
Ihr könnt von mir nicht andern Gruß erwarten.

Blühende Narzisse!
Wie blickest du mich an mit großem Auge,
Als fragtest du, was ich im Garten misse!

Blühende Resede!
In dem von Bienen dir gesummten Liede
Vernehm' ich meiner Kinder Honigrede.

Blühender Ginster!
Vom Berg herüber glänztest du ins Fenster
Mir sonst um Pfingsten, heuer bleibst du finster.

Blühender Flieder!
Goldkäferchen betäubt in deinen Düften
Ist eingeschlafen, wann erwacht es wieder?

Blüh Oleander!
Stets miteinander gingen meine Kinder,
Sie gingen auch zu Grabe miteinander.

Am Rosmarine
Zählt' ich die blauen Blüten, da war keine,
Die nicht ein blasses Todeslächeln schiene.

Blüte der Aster!
Im Himmelsgarten tragen zwei Geschwister
Sternblumen auf der Hand von Alabaster.

*

Du hattest ein viel zu großes Glück,
Das du nicht konntest ermessen.
Gott hat dir davon genommen ein Stück,
Nun weißt du erst, was du besessen.
Er ließ dir einen Teil zurück,
Nun mache dich würdig dessen!

*

Alles Irdische muß haben
Einen Himmelswiderschein.
Wenn nun spielen unsre Knaben,
Lächelt dort ihr Schwesterlein.

*

Als Rückerts Schwester in ihrem 25. Lebensjahr hoffnungslos an Schwindsucht erkrankt war, schrieb er an seine Mutter Worte, die seine grundsätzliche Einstellung zum Tod knapp und eindringlich kennzeichnen und somit neben den Gedichten als sein Bekenntnis gelten mögen und als ein Zeugnis für seinen Sieg über den Abschiedsschmerz:

«Der Tod ist kein Übel für den Menschen, am allerwenigsten für eine Seele, die rein und unschuldig in Gott hinübergeht. Der Überlebende aber muß es in Ergebung in Gottes Rat so ansehen, daß er seine Lieben nicht wirklich, sondern nur aus den Augen verloren habe. Sie bleiben uns, und wir finden sie wieder.»

(Brief vom 19. Juni 1835)

HEINRICH JUNG-STILLING
DIE SELIGKEIT DER KINDER

Wenn ich an meine sechs frühverstorbenen Kinder denke, so wünsche ich oft zu wissen, wie es ihnen gehe. Daß sie selig sind, daran zweifle ich nicht; aber wie sie selig sind, das weiß ich nicht. Ein dringendes Verlangen zu dieser Kenntnis hab' ich auch eben nicht; denn ich werde es zu seiner Zeit wohl erfahren. Um aber doch zärtlich liebenden Eltern einen dämmernden Blick in das Schicksal ihrer früh entflohenen Lieben zu gewähren, bat ich *Siona* um eine Szene aus dem Kinderreiche; sie erhörte meine Bitte, und was ich in der Imagination sah, das teile ich Ihnen hier mit.

Ich sah eine Gegend im Kinderreiche, die mir eine der schönsten zu sein schien. Der ewige sanftglänzende Morgen strömte sein mäßiges Licht über einen Hügel her, der mit gelind wehenden, unaussprechlich schönen, grünen Gebüschen bewachsen war. Ein perlenfarbiger Duft senkte sich leise an der Seite herab, den das Morgenlicht mit einem Regenbogen kränzte. Vor diesem Hügel her erstreckte sich eine sanfte abhängige Ebene, die untenher mit einem kristallenen Bach begrenzt wurde. Rechts hinüber sah ich Alleen, die im schönsten Perspektiv wie ins Unendliche fortliefen, und über denen unbeschreiblich schöne Gestalten schwebten, die mit Tönen, der Harmonika ähnlich, den Herrn der Herrlichkeit lobten.

Linker Hand floß gleichsam ein enges Tal zwischen Luftwäldern hin, durch welches obiger Silberbach schweigend hinwegeilte, um die Harmonien nicht zu stören, die von allen Wesen der himmlischen Natur dem Schöpfer entgegen tönten.

Wie ein großer grüner Sammet, mit kaum sichtbarem Silberflor überzogen und mit Millionen Edelsteinen, die in ihrem sanften Feuer äugeln, übersäet, lag da vor mir jene Ebene; der Schatten des perlenduftenden Hügels dämmerte über die Landschaft hin, und im sanft hingleitenden Bache spiegelte sich das Haupt des Hügels mit seiner aus dem Purpur der Morgenröte sich bildenden Krone.

Lebende Wesen – vielleicht die Ideale unseres irdischen Vogelreichs – schwebten leise in mäßiger Höhe über den unbeschreiblich schönen Blumen und Kräutern, deren Duft vermutlich ihre Nahrung war. Auch größere hinschwebende, unbegreiflich schöne, bald sichtbare, bald unsichtbare und dann wie bleich rosenfarbenes Glas durchsichtige Gestalten, eilten gleichsam schneller, bald hieher, bald dorthin, es schien, als ob sie bestimmt wären, die Produktion der himmlischen Natur zu besorgen.

Indem ich mein Geistesauge an diesen Schönheiten weidete, wandelten verklärte Menschen aus den Alleen herüber; ein ältlicher Engel führte Kinderseelen auf diese paradiesische Flur. Die kleinen Engel waren sehr geschäftigt, alles zu sehen, zu berühren und zu empfinden. Sie schienen über alles, was ihnen vorkam, ganz entzückt zu sein. Einer von ihnen schmiegte sich an den Führer und sprach:

Sage mir doch, *Abitob,* wie bin ich in das schöne Land gekommen? – Gestern war ich noch sehr krank; ich war an einem sehr dunklen – sehr traurigen Orte; meine Mutter saß bei mir und weinte, und andere Leute weinten auch. Ich hatte so viele Schmerzen, und jetzt bin ich so gesund und so froh; aber ich möchte doch gern wieder zu meiner Mutter gehen.

Abitob. Lieber *Elidad!* Deine Mutter wird zu dir kommen, wenn der Herr will; jetzt mußt du nun den Herrn kennen lernen, der dich und das alles geschaffen hat.

Elidad. Der Herr, der mich und das alles gemacht hat, muß sehr gut sein. Mir ist so wohl – ich bin gar nicht krank mehr – und das alles ist so schön, und ich hab' auch nun so gute, liebe Knaben, die mit mir spielen, und du bist auch ein so guter Vater, wenn ich nur eine gute Mutter hätte; die andere Mutter, die so weinte, habe ich nicht mehr.

Abitob. Sieh dich einmal um! – Kennst du deine Base Elisabeth nicht, die dich doch so lieb hatte und dich so treulich verpflegte?

Elidad. Ja, die ist aber gestorben!

Abitob. Ja, sie ist gestorben, aber nun ist sie hier im Himmel.

Elidad. Ist das denn der Himmel? – Bin ich denn auch im Himmel? Sag' mir doch, lieber Vater, wie bin ich hieher gekommen?

Abitob. Deine Base Elisabeth hat dich hierher geholt, du warst sehr krank und konntest auf der traurigen Erde nicht wieder gesund werden.

Elidad. Ach, das ist sehr gut! – Aber wo ist denn meine Base, die mich in den Himmel geholt hat?

Elisabeth. Sieh, mich an, Johannes, nun heißest du *Elidad* und ich heiße *Jedid.* Sieh mich an! Jetzt sind wir zusammen im Himmel, ich bin nun deine Mutter!

Elidad. Nun bin ich froh, nun fehlt mir nichts mehr, wenn nur auch die andere Mutter, die so um mich weinte, hierher kommt.

Abitob. Sie wird auch kommen, wenn sie fertig ist, sie hat noch viel zu tun.

Elidad. Meine Mutter und du auch, meine jetzige Mutter, ihr sagtet immer: wenn man gestorben sei und fromm wäre, so käme man in den Himmel, und nun bin ich doch nicht gestorben; wie ist denn das? – Ich war sehr krank – nun schlief ich ein – nun wurde ich wieder wach, und da bin ich nun schon im Himmel?

Abitob. Dein Einschlafen war sterben, du bist gestorben!

Elidad. Bin ich gestorben? – Ich bin ja nicht in der Erde, im Grab, sondern im Himmel!

Abitob. Betrachte dich einmal recht, besieh doch deine Hände und Füße und alles, was an dir ist! – War das alles sonst auch so?

Elidad. Ach siehe! – Nein das war ganz anders. – Alles an mir war so schwer; und wenn ich fort wollte, so mußte ich laufen, und dann wurde ich müde; wenn ich in die Höhe klettern wollte, so wurde mir das sauer, und dann fiel ich oft, und das tat mir dann so weh, daß ich weinen mußte. – Jetzt ist alles ganz anders, wo ich hin will, da flieg' ich hin, ich kann in die Höhe fliegen und hab' doch keine Flügel, auch falle ich nicht, alles ist so leicht, so sonderbar, aber das alles ist sehr gut; denn nun kann ich bald auf die höchsten Berge kommen und alles recht besehen. Ach, das ist doch gar schön, gar gut!

Abitob. Sind denn das noch die nämlichen Hände und Füße – ist das noch der nämliche Leib, den du sonst hattest?

Elidad. Nun sehe ichs! – Ich hab' einen andern Leib, der viel besser ist. Aber wo ist denn der erste schwere Leib hingekommen?

Abitob. Den haben deine Eltern auf dem Kirchhof begraben.

Elidad. Ach, so ist das! – Jetzt begreif' ich's – da wird nun meine Mutter erst recht geweint haben, – die arme Mutter! Aber es ist doch recht einfältig, daß die Leute weinen, wenn man den schweren Leib, der doch so unbequem, so wenig nütze ist, in die Erde scharrt; man bekommt ja dann einen weit besseren Leib. Wissen das die Menschen auf der Erde nicht?

Abitob. Sie wissen es wohl, aber doch nicht recht, und dann weinen sie auch darum, weil sie ihre Lieben in ihrem Leben nicht wiedersehen.

Elidad. Das ist ja gut! Hier ist es ja weit besser, und sie kommen ja dann *auch* hieher. Aber sage mir doch, lieber Vater, wie hab' ich denn diesen so gar schönen Leib bekommen? Den hatte ich doch sonst nicht?

Abitob. Der Herr, der diesen schönen Himmel gemacht hat, der gab dir auch, als du im Sterben einschliefst, den schönen Leib, und als du erwachtest, so hattest du ihn.

Elidad. (Jauchzt und freut sich hoch.) Ach, das ist doch noch weit schöner als sonst, wenn mir meine Mutter sagte: Morgen soll dir auch das Christkindchen etwas bescheren, und ich erwachte dann des Morgens, so stand da so viel Schönes, das dann mein war; aber das alles mag ich nun nicht mehr haben, das ist nun gar nicht schön mehr. Hat er mir den schönen Leib zum Christkindchen gegeben?

Abitob. Der Herr ist das Christkindchen selbst.

Elidad. Der Herr ist das Christkindchen? – Ist denn der große Herr, der alles gemacht hat, ein Kind?

Abitob. Er war einmal ein Kind auf der Erde und so ein Knabe wie du; dann wuchs er und ward ein Mann, und zum Andenken, daß Er ein Kind war, schenken die Leute auf der Erde ihren Kindern etwas Angenehmes, damit sie Ihn lieb haben sollen.

Elidad. Nun, deswegen hab' ich ihn nicht lieb, sondern darum, daß Er mir einen so schönen Leib gegeben und einen so schönen Himmel gemacht hat. Aber sage mir doch, mein lieber Vater, wie ist es denn gekommen, daß er nun ein so großer Herr geworden ist? Ich bin ja auch ein Kind und ich kann doch so nichts machen, und auch die großen Leute, die sterben und hieher kommen, können es nicht, oder können nur sie es nicht?

Abitob. Nein, sie können es nicht; aber der Herr war nicht allein Mensch, wie du und andere Menschen, sondern Er war auch zugleich Gott.

Elidad. Ja, das glaub ich. – Dann kann Er wohl so alles recht schön machen? Aber du sagst, Er wäre auch ein

Kind und ein Knabe gewesen wie ich; was machte er doch auf der dunklen, schweren Erde, Er hätte hier bleiben sollen, hier ist es ja viel schöner!

Abitob. Lieber *Elidad!* Dann wärst du nimmermehr hieher gekommen, du hättest auch nie diesen schönen Leib bekommen.

Elidad. Nicht? – Warum nicht? – Er war ja Gott, da konnte Er ja doch einen so schönen Himmel, und einen so schönen Leib machen. Auf der Erde hat er das doch nicht gelernt, da kann man das nicht.

Abitob. Warum geben die Eltern auf der Erde bösen, gottlosen Knaben, die sich im Kot wälzen und sich mit andern Kindern rupfen und schlagen, keine schönen Kleider?

Elidad. Da würden sie nicht wohl daran tun, denn sie würden sie verderben und das wäre schade.

Abitob. Und wenn sie dann auch so fliegen könnten wie du, und hätten so viele Gesundheit und Mut, als du jetzt hast, was würden sie dann anfangen?

Elidad. Ach, das würde nicht gut sein. Was würden solche Kinder für Unheil anfangen!

Abitob. Siehst du, lieber *Elidad!* Darum gab der liebe Gott den Menschen nicht einen so schönen Leib und einen so schönen Himmel; sie würden das alles schrecklich gemißbraucht haben.

Elidad. Sind denn nun die Menschen besser geworden,

daß sie es nun nicht mißbrauchen?

Abitob. Sie können nun besser werden, wenn sie nur wollen; und deswegen eben wurde der liebe Gott ein Mensch.

Elidad. Ach, nun hab' ich den lieben Gott, der nun auch Mensch ist, noch einmal so lieb. Aber wie hieß denn der Gottmensch, als er auf der Erde war?

Abitob. Er hieß Jesus Christus.

Elidad. Ach ja, der Herr Jesus, oder auch der Herr Christus! Von Ihm hat mir meine Mutter so viel erzählt – daß Er das Christkindchen wäre, daß Er auf der Erde gelebt habe, und daß Er mit vielen Schmerzen hingerichtet worden sei, und das alles nur, um die Menschen selig zu machen. Aber nun kann ich doch nicht begreifen, wie die Menschen dadurch besser werden können, daß der Herr Mensch wurde und so schmerzlich starb.

Abitob. Das wirst du nun hier verstehen lernen. Jetzt kannst du es freilich noch nicht begreifen.

Elidad. Aber es gibt doch auch viele gottlose Menschen, die kommen doch nicht hierher, die würden ja auch hier alles verderben; warum hat doch der Herr Christus nicht alle gut gemacht?

Abitob. Weil sie nicht alle gut sein wollen! Denn vielen schmecken die Erdenlustbarkeiten besser als das Frommsein, und so kommen sie dann auch nicht hierher.

Elidad. O, die armseligen, einfältigen Menschen! –

Wüßten sie nur, was ich weiß, wie fromm würden sie sein. – Ach, darf ich nicht wieder auf die Erde gehen? – Ich will den armen Menschen sagen, wie gut es hier ist! Sie sollten doch nur ja recht fromm sein.

Abitob. Wenn ein Vater zwei Knaben hätte und er sagte zu ihnen: Kinder, ich muß euch ernähren und Kleider geben, darum müßt ihr auch recht brav sein und fleißig arbeiten. Nun erführe aber der eine Knabe von einem Bedienten im Hause, daß der Vater ganz außerordentlich schöne Sachen für die zwei Knaben aufgehoben hätte, die er ihnen schenken wollte, wenn sie recht brav und fleißig wären, er nähme ihn auch wohl heimlich mit, ließe ihn durch ein Fenster die schönen Sachen sehen: nun sage mir, *Elidad,* wenn nun dieser Knabe auch rechtschaffen und fleißig wäre, aber der andere, der nichts davon wußte, wäre es auch, welcher wäre dann der Beste?

Elidad. Jetzt begreif' ich das auch. – Nein, der erste Knabe möchte ich nicht sein – man kann ja nicht wissen, ob er auch von Herzen gut ist; aber von dem andern weiß man's gewiß. Nein, nun mag ich nicht mehr auf die Erde. Aber die Menschen wissen ja doch, daß sie in den Himmel kommen, wenn sie fromm sind. Freilich, daß es so gut hier ist, das wissen sie wohl nicht.

Abitob. Desto schlimmer für sie! Siehe, so gut ist der Herr! Er hat ihnen so viel vom Himmel offenbart, als ihnen zur Aufmunterung nötig ist.

Elidad. Aber sage mir einmal, lieber Vater, wie ist es denn nun hier? – Wie kann ich aber nun hier im Himmel beweisen, daß ich gut und fromm bin? – Hier ist es ja keine Kunst! – Ich wollte, ich wäre noch ein Mensch und wüßte vom Himmel nichts, damit ich's auch dem Herrn beweisen könnte, daß ich recht treu wäre, und ihm nicht um des Himmels willen diente, sondern weil ich Ihn lieb hätte.

Abitob umarmte und küßte den Elidad. –

Du holder Engel, sprach er, so dachte auch der Herr: Er wollte Mensch werden wie du, aus Liebe zu Gott, und Er wollte auf die Erde gehen wie du, um die Menschen selig zu machen, also aus Liebe zu den Menschen; deine Liebe zu Gott und den Menschen wird dir auch hier Mittel genug an die Hand geben, zu zeigen, daß du gut und fromm bist.

Jetzt kam ein majestätischer Engel, der viele Kinderengel um sich her hatte. Er lächelte dem Elidad zu und sprach zu ihm: Komm' zu mir, mein Kind!

Elidad nahte sich ihm etwas schüchtern. – Du glänzest so sehr; wer bist du denn?

Der Engel. Ich bin derjenige, von dem dir deine Mutter erzählte, daß er die Kinder so lieb habe, und der gesagt hat: «Lasset die Kinder zu mir kommen!»

Elidad. Ach, das war ja der Herr! – Bist du mein lieber Herr Jesus? – Ach, ich sehe es ja an den schönen roten

Sternen auf deinen Händen und Füßen; meine Mutter erzählte mir's. Ach, was soll ich anfangen? – Laß mich wieder auf Erden in meinen schweren Körper – ich will auch für dich sterben.

Der Herr. Elidad, komm in meine Arme! – «Wer nicht das Reich Gottes nimmt als ein Kind, der wird nicht hinein kommen!» –

HEINRICH VON BÜLOW AN SEINE FRAU

London, den 5. Februar 1837

Gestern Abend endlich erhielt ich Deinen lieben Brief, theures Herz. Ich las, ohne zu wissen, was ich las. ... Die Angst und Sorge um Dich hat mich schwer gequält, und ich kann es Dir nicht genug danken, Du liebe, liebe Frau, daß Du mir alles so genau und umständlich beschrieben hast, wie das Ende der guten Caroline gekommen, und wie Ihr sie zur letzten Ruhestätte geleitet habt. Eine solche Beschreibung, wenn sie auch tief ergreift, beruhigt auch wieder. Und bei einem solchen Verlust gehört es immer zu den größten Wohltaten der Vorsehung, wenn sie es so fügt, daß die hienieden Zurückbleibenden in

Liebe und Freundlichkeit der Dahingeschiedenen sich erinnern können. …

Wohl habe ich es mit Dir empfunden, was Du hast empfinden müssen, als Du wieder ein geöffnetes Grab in der Mitte der Grabstätten sahst, wo Deine geliebten Eltern und unser unvergeßliches Kind ruhen. Die Erinnerung an jene schönen Tage der Freude, sowie an die Tage, wo wir den bitteren Kelch der Leiden trinken mußten, stand lebhaft wieder vor meiner Seele. Doch auch nie hätte ich geglaubt, daß solcher Schmerz lieb und teuer werden könne. Ich habe dies erfahren, ich habe erfahren, daß in innigster Liebe und Hingebung ein unbegrenzter Zauber liegt. Was ich verloren, habe ich wiedergefunden, und worin anders als in Deiner gesteigerten Liebe, in dem vollsten Einklang und Verständnis unserer Herzen. Sie standen sich wahrlich nie fern, doch so ganz Ein und Alles, so ewiglich verbunden, konnten wir vielleicht erst durch die uns auferlegte starke Prüfung des Schicksals werden. Nach einem solchen Schlage fühlt man erst ganz, was man hat und ist und will. Wir sind uns unseres ungeheuren Glückes noch mehr und dankbarer bewußt geworden. Ja viel, unendlich viel hat uns die gütige Vorsehung gespendet. In uns, in unserer stets wachen, stets erwärmenden und erfreuenden Liebe sind wir reich und stets reicher geworden.

WILHELM VON HUMBOLDT AN SEINE SCHWESTER ADELHEID

(nach dem Tode seiner Tochter Elisabeth)

«Meinen Glauben, liebe Schwester, mußt Du nicht rühmen; am wenigsten mit der festen Zuversicht unserer Mutter vergleichen. Ich bin mein Leben lang ein schwankendes Rohr gewesen, eine spielende Künstlernatur, und vor dem letzten Gericht, was über mein Haus erging und wesentlich mir selbst galt, war ich recht widerwärtig lau geworden. Jetzt bin ich aufgerüttelt, aber ich sehe mehr, was mir fehlt, als daß ich etwas hätte. Wirklichen Gewinn habe ich bis jetzt nur darin, daß sich mehr Gebet aus dem Herzen drängt als vordem und ich den lebendigen Gott mehr fürchte. Ich kann es jetzt kaum begreifen, daß ich mich früher unterstanden habe, ab und zu mit religiösen Dingen Scherz zu treiben, leichtfertig den Namen Gottes zu nennen. An Erkenntnis hat es mir nicht gefehlt seit meiner Jugend, aber das, und das Gerede darüber, macht nicht den Christen. Es ist eine Phraseologie, in die man sich einlebt, und nichts dahinter, ja es liegen Schlingen des Satans in diesem Erkenntniswesen.»

WILHELM VON HUMBOLDT AN SEINE SCHWESTER ADELHEID

(1862, nach dem Tod seiner Tochter Elisabeth)

«Ich bin nach allen Seiten hin verstummt, seit dem Tode meines armen Kindchens, das für meine Schuld, meine Glaublosigkeit und Kälte, meinen leichtfertigen Sinn geschlachtet ward.»

MATTHIAS CLAUDIUS (1740–1815)

Rebekka und Matthias Claudius verloren ihren zweiten Sohn Matthias, der 1788 – erst anderthalb Jahre alt – gestorben war.

DIE MUTTER AM GRABE

Wenn man ihn auf immer hier begrübe,
Und es wäre nun um ihn geschehn;
Wenn er ewig in dem Grabe bliebe,
Und ich sollte ihn nicht wiedersehn,
Müßte ohne Hoffnung von dem Grabe gehn – –

Unser Vater, o Du Gott der Liebe!
Laß ihn wieder auferstehn.

DER VATER

Er ist nicht auf immer hier begraben,
Es ist nicht um ihn geschehn!
Armes Heimchen, du darfst Hoffnung haben,
Wirst gewiß ihn wiedersehn
Und kannst fröhlich von dem Grabe gehn.

Denn die Gabe aller Gaben
Stirbt nicht und muß auferstehn.

Christiane, die zweite Tochter der Claudius-Familie, verstarb zwanzigjährig im Sommer 1796

CHRISTIANE

Es stand ein Sternlein am Himmel,
Ein Sternlein guter Art;
Das tät so lieblich scheinen,
So lieb und so zart!

Ich wußte seine Stelle
Am Himmel, wo es stand;
Trat abends vor die Schwelle
Und suchte, bis ich's fand;

Und blieb dann lange stehen,
Hatt' große Freud in mir,
Das Sternlein anzusehen;
Und dankte Gott dafür.

Das Sternlein ist verschwunden;
Ich suche hin und her,
Wo ich es sonst gefunden,
Und find es nun nicht mehr.

MICHAEL BAUER
WIE DIE ASTER AUF DIE ERDE KAM

Ein Büblein war schon jahrelang krank. Vater und Mutter hatten aber viel zu tun und konnten sich wenig mit ihm abgeben. Das kranke Büblein verlangte das auch gar nicht. Es bat immer nur um eins: Wenn die Sonne schien, wollte es hinter das Haus in den Garten getragen sein. Dort saß es dann in einem großen Stuhl, in Decken eingewickelt, und war zufrieden. Die Zeit wurde ihm da nicht lang.

Gab es doch immer was zu schauen: wie die Bienlein ab- und zuflogen, wie die Amsel unter dem dürren Laub nach Futter suchte, wie die Wolken am Himmel zogen und noch vieles mehr. Das Allerschönste freilich, was ihm manchmal im Garten begegnete, wollte ihm außer der Mutter niemand recht glauben.

Mitunter nämlich fand man das Kind, wenn es gegen Feierabend in die Stube zurückgetragen werden sollte, mit freudroten Bäckchen und überglücklich. Dann erzählte es, daß sein Englein wieder zu ihm gekommen sei und mit ihm gespielt habe.

Einmal nach einem solchen Tag hielt das Büblein seiner Mutter das festgeschlossene Fäustchen hin und rief mit strahlenden Augen: «Rate, Mutter, was ich drinnen hab'!» – «Einen Zweifalter!» meinte diese.

«Ach, das errätst du deiner Lebtag nicht!» antwortete das Kind geheimnisvoll. «Das müssen wir aufheben bis zum Frühjahr und dann einpflanzen. Das hat mir mein Englein vom Himmelsgarten mitgebracht. Du wirst schauen, was für eine schöne Blume das gibt!» Dann öffnete es das Händchen und hatte wirklich ein kleines braunes Samenkörnlein darin.

Überrascht nahm es die Mutter auf und betrachtete es von allen Seiten genau. «O Mutter, laß es nicht fallen!» warnte das Kind ängstlich. Und keinen Blick wandte es von der Mutter weg. Diese nahm zuletzt ein Blättchen, wickelte das Körnlein bedächtig hinein und hob es im Wandschränkchen gut auf. –

Bei dem Einpflanzen des Körnchens im nächsten Frühjahr war freilich das Büblein nimmer dabei. Es war ein langer, böser Winter gewesen und lange Monate konnte es nicht in sein liebes Gärtchen kommen. Immer zarter und bleicher wurde es in der Stubenluft.

Als einmal an einem Nachmittag im März die Sonne so recht freundlich durch das Fenster auf sein Bettlein schien, fing es im Fiebertraum zu reden an und sprach: «Jetzt kommt es! Auf den Lichtstrahlen fährt es herab!» Es schlummerte ein Weilchen weiter und lächelte glücklich. Dann fing es wieder an: «Gelt, Mütterlein, bist nicht bös, wenn ich mit dem Englein ein wenig spielen geh!» Und dann lag es still und ward ganz verklärt. Immer leiser ging der Atem. Unhörbar zuletzt. Und dann – wachte es gar nimmer auf. – In die lockere Erde des Grabhügels hat später die Mutter das himmlische Samenkörnlein gelegt. Und mit ihren Tränen hat sie es begossen. Es ging auf und wuchs.

Als der Sommer fast vorüber war und beinahe alles verblüht hatte, da stand auf dem Grab des Bübleins eine Blume, wie sie vordem auf Erden nicht gewachsen war: ein dichtes Kränzlein schönfarbiger Strahlen und mitten drin ein heimliches goldenes Herz – die Aster.

DIE GEDICHTE VON GUSTAV UND ANNIE WALDT

Gustav und Annie Waldt waren jung verheiratet, als ihr Söhnchen Peter schon wenige Tage nach der Geburt starb. Der Schmerz der Eltern war groß. In ein Büchlein trugen sie abwechselnd Strophen ein, die ihnen unter dem unmittelbaren Eindruck ihres Verlustes gekommen waren, ohne immer im einzelnen genau zu vermerken, wer von beiden der Autor war. Das Büchlein überstand die Wirren der beiden Weltkriege und legt noch heute gültiges Zeugnis ab von den Seelentiefen, die durch den frühen Hingang eines geliebten Kindes – es sollte das einzige Kind dieser Eltern bleiben – offengelegt werden.

Beide waren Lehrer, zunächst in der Bodenseegegend, später in der Nähe von Darmstadt, wo sie bis zu ihrem Tode blieben. Beide fühlten sich den Reformbewegungen des neuen Jahrhunderts verbunden, obwohl ihrer beider Geburtsdatum noch dem vergangenen Jahrhundert angehört, und fanden früh den Weg zur Anthroposophie und zur Christengemeinschaft.

Gustav Waldt starb 1959, Annie Waldt 1979.

Du fandest Dich herab ins Erdensein,
Du fandest Dich hinauf ins Geisterland.
Ich bin auf Erden noch
Und heb nur meine Hand

Hinauf zu Dir –
Hilf mir!
O reiche
Du eine Gabe mir herab!
Schenk einen Stab,
Damit ich sicher gehe!
O schenk ein Bild mir – eine ferne, bleiche
Nachahnung aus dem Land des Lichts,
Daß ich nicht blinden Angesichts
Und toten Wortes taste in der Wahrheit Reiche.

*

Dein liebes Stimmchen war
Noch nicht der Erde Stimme.
Nun hör ich's wieder rufen
Und mahnen: «Aufwärts klimme!
Noch sind so viele Stufen!
Du säumtest Jahr um Jahr!

Ich reiche beide Hände,
Die Du gehalten hast.
Ich führ dich an die Wende!
Kehr um – und sei mein Gast!»

*

Aus meinem lichten Himmel
Spend ich Dir Wunderschein,
Ein fröhliches Gewimmel
Und süßen Blütenwein.

Zum letzten Heiligtume
Geleit ich Deinen Schritt.
Singst Du zum ewgen Ruhme,
So sing ich leise mit.

Gustav Waldt

Ringel Rangel Seidenschuh,
Mein Kindlein tanzt und lacht dazu,
Es tanzt mit seinem bloßen Zeh
In Blumen bunt, im Wald beim Reh.
Ringel Rangel Seidenschuh,
Es tanzt mein Kind und lacht dazu.

Ringel Rangel Rundherum,
Mein Kindchen tanzt noch alles um.
Es tanzt hinauf den Wiesenrain,
Tanzt in den blauen Himmel 'nein.
Mein Kind, es tanzt die Sternlein um,
Ringel Rangel Rundherum.

Ringel Rangel Singe fein,
Mein Kindchen wollt ein Engel sein,

Wollt singen mit an Gottes Thron,
Wollt dienen Christus seinem Sohn.
Ein Engel wollt mein Kindchen sein,
Ringel Rangel Singe fein.

*

Der Wind weht ums Haus,
Mein Kind, guck nicht raus!
Am Härlein Dir zupft er,
Dein Näslein betupft er.
Mein Kind, guck nicht raus,
Der Wind weht ums Haus!

Der Regen, er klopft
Am Dache und tropft
Dein Hemdlein dir naß!
Der macht ja nur Spaß.
Am Dache, da klopft
Der Regen und tropft.

Doch nun kommt die Sonn,
Mein Bub, meine Wonn!
Komm schnell nun heraus,
Sonst lacht sie Dich aus!
Mein Bub, meine Wonn
Da ist schon die Sonn!

Ich sitze und sinne im lichten Wind,
Ich suche, ich rufe nach meinem Kind.
Wo ist meine Wonne?
Schein es oh Sonne!

Ihr Blumen, Ihr Bäume hört mich an –
Sagt, wo mein Kindlein weilen kann.
Du Bach ohne Ruh,
Schnell rausch es mir zu!

Nun summen, nun singen der Bach und der Baum,
Die Sonne, der Wind, der Sternenraum:
Auf schimmerndem Stern
Dein Kindlein singt erdfern!

Sei stille, sei selig, mein sehnendes Herz!
Mein Kind ist ohn allen Erdenschmerz,
Hat Wonnen gar viel,
Mein Kind ist mein Ziel.

Ich sitze und sinne im lichten Wind.
Ich weiß nun, wo ich mein Kindlein find.
Nun staun ich und sinne,
Das Herz voller Minne.

*

Blaue Blumen blühen auf Deinem Grab,
Die duften dir, wie lieb ich Dich hab.

Blaue Blumen beranken Dein lieblich Bild –
Wann wird meiner Sehnsucht Sehnen gestillt?

Blaue Blumen brennen in meinem Herz,
Leuchten und singen von seligem Schmerz.

*

Du Mond, Du scheinst so groß und licht
O stör meinen süßen Schlafpeter nicht!
Spinnst silberne Fäden durchs Fenster herein,
Willst spielen mit meinem Kindelein?
Es liegt und schläft und träumt so süß,
Träumt von den Engeln im Paradies.
Mit silbernen Strahlen spielt es so hold,
Um seine Locken, da leuchtets wie Gold,
Hat Flügel perlmuttern und silberblau,
Spielt zu den Füßen der seligsten Frau.
Du Mond, o weck nicht mein Kindelein,
Es will nun immer ein Engel sein.

Annie Waldt

Ich nehm Dich bei der Hand
Mein Kind.
Wir gehn –
ich zeige Dir das Land,
In das Du kamst –
Aus dem Du gingst –
Horch Amselruf verlockend aus dem Wald –
Und plötzlich sind es Lieder, die *Du* singst!
Du nimmst mich bei der Hand
Mein Kind,
Zeigst mir das Land,
Aus dem Du kamst,
In das Du gingst.

*

Du hast das Herztor mir weit aufgetan
Mit einem scharfen Schlüssel.
Nun klopft hier niemand an,
Kein Bettler hält die leere Schüssel,
Dem ich nicht bräche Brot
Und gösse Wein,
Und schenkt ihm Liebe heimlich in sein Herz hinein.

Mein Fuß geht durch Sterne
Erblüht aus dem Maien

Durch kühlendes Gras –
Da fühl ich im Wandern
Gefaßt meine Hand
Wie vom Hauche des Windes.
Und weiß es: Du bist es,
Der oben durch Sterne
Hinwandert – und weiß es:
Wir wandern zusammen.

Gustav Waldt

Du bist zu Haus,
Das Licht lösch' aus,
Nacht laß herein,
Vergiß der Qual, der Not, der Pein.
Leg' ab Dein Kleid –
Es war zu eng.
Mach' Deine Seele weit.
Schenk' Dich hinauf –
Vielleicht nimmt dich ein Engel auf!

Annie Waldt

DIE GEBETE DES KLEINEN NEPOMUK

in Thomas Manns Roman ‹Doktor Faustus›

Adrian Leverkühn, ein überaus scharfer Denker, dem als Musiker die Erfindung der Zwölfton-Technik gelang, begegnet einem frühreifen Kind, das im zarten Alter schon eine Fülle von Reimen und gebetartigen Sprüchen geformt hat, in einer Sprache, die schon viele Jahrhunderte nicht mehr üblich ist. Bei aller Schlichtheit offenbaren die Verse eine solche Vollkommenheit, daß der Gelehrte nur staunend auszurufen vermag: «Der ist von weit her!» Das Kind, welches sich selbst «Echo» nennt, hat sich erstaunlich reife Themen ‹gewählt›. Der Erwachsene wird in seinem von ungesühnter Schuld nicht freien Gewissen tief getroffen. Sogar die Vorherbestimmung des Menschen zum Guten oder Bösen hat das Kind in seinen Texten berührt. Spontan spürt der Gelehrte die unüberbrückbare Kluft zwischen seiner kühlen, stets nüchternen Verstandesart, deren Unfertigkeit ihm schlagartig zu Bewußtsein kommt, und jener hingegebenen Offenheit des Kindes, das vertrauensvoll mit Gott und Engeln wie mit Seinesgleichen redet und zugleich eine in sich schon vollendete Seelenart offenbart, während ihm, dem Erwachsenen, jene schöpferische Unmittelbarkeit verloren gegangen ist auf den Wegen des unschöpferischen Systematisierens. Jäh erschrickt er, als ihm die Kunde vom

Tod des Knaben überbracht wird, und seinem Gesprächspartner gegenüber bricht er in massive Selbstanklagen aus: «Du mußt wissen, Kinder sind aus zartem Stoff, sie sind gar leicht für giftige Einflüsse empfänglich…»

DIE GEBETE DES KLEINEN ECHO

Swelch Mensche lebt in Gotes Gebote,
In dem ist Got und er in Gote.
Demselben ich mich befehlen tu,
Wird mir helfen zu rechter Ruh. Amen.

Swie groß si jemands Missetat,
Got dennoch mehr Genaden hat.
Mein Sünd nicht viel besagen will,
Got lächelt in Seiner Gnadenfüll. Amen.

Durch Sünde niemand lassen soll
Er tu doch noch etwelches Wohl.
Niemandes Guttat wird verloren,
Er sei zur Höllen denn geboren.
O wöllten ich und die ich mein'
Zur Seligkeit geschaffen sein! Amen.

Die Sonne schint den Tüfel an
und scheidet reine doch hindan.
Halt du mich rein im Erdentale,
bis daß ich Todesschuld bezahle. Amen.

Merkt: swer für den andern bitt',
sich selber löset er damit.
Echo bitt' für die ganze Welt,
Daß Got auch ihn in Armen hält. Amen.

Thomas Mann

BEIM TOD EINES KINDES

Es kam für eine kurze Zeit und blickte
mit offnen Augen in die Welt.
Dann ging's dahin –
und wir erfuhren nie, was es zutiefst bewegte.
Denn manchmal scheint's, als habe sich
ein Kind verirrt in dieses Leben.
Es geht, als hätt' es sich besonnen
und dächte: Wo blieb mein früheres Zuhaus?
Wer sagt mir, ob ich's jemals wiederfind.
Bisweilen scheint's bei seinem Kommen
schon so reif.
Gleich einer süßen Frucht

bewegt sich's schwankend in der Frühlingsluft.
Die Haut ist warm, von rotem Blut durchströmt.
Es stirbt, nur wenig erst ermüdet.
Jedoch das Rätsel, das es in sich trug,
das war sein naher Tod.
Gefallen in das Chaos wie ein Blitz,
hat uns sein Wesen kurz entzückt.
Ein Funke – rasch erlosch er wieder.
Nun tasten wir nach Farbe und nach Wort
und nähren unsere Erinnerung
mit einer Zeichnung, einem Spruch.

Albert Verwey

DAS FREMDE KIND

Wir dachten erst: das wird sich schon noch geben.
Jedoch kein Spiel, kein Satz ist ihm geglückt.
Es schien im Traum der Vorgeburt zu leben,
und die es wußten, sagten nur: Es ist verrückt.

Es war so weise, hat so klar geschaut,
nur runzlig alt war seine Hand,
und mit den Tieren war es tief vertraut –
gar seltsam schien es, wie aus fremdem Land.

Oft steckte es sich Blumen in das Haar,
die fand es noch zu später Winterstund.
Und manchmal warnt es Ältre vor Gefahr
und legt' die Finger auf den eignen Mund.

Es hieß, ihm sei die Macht des Hellgesichts
und Hellgehörs höchst wundersam vertraut;
man mied den Blick, vor dem verborgen nichts,
mit dem das Kind die Älteren durchschaut.

Niemand erfuhr, woher es dies erworben;
sein Spiel blieb fremd, sein Reden ungeschickt.
Wie eine Blüte ausfällt, ist's gestorben,
und die es wußten, sagten nur: Es war verrückt.

Jacobus van Hattum

KINDERPORTRÄT

Das Kind, verloren und beklagt,
verstummt in mir. Wie ein Relief,
Profil von lieblich-feinem Schnitt,
von Zartheit überragt,
die nahe an Betrübnis reicht.

Und um sich legt es viele Fragen.

Du Bildnis mit dem zarten Schwung
der Brauen und dem ernsten Auge,
dem Enttäuschung nicht ganz unbekannt,
ich achte deinen unerfüllten Zustand.

Ich will dich immer mit bei mir tragen.

Ida Gerhardt

Du schufst von allen Menschen mir
die schwerste Pein,
von allen Menschen sollst du mir
der liebste sein.

J. H. Leopold

BRIEF AN DIE GROSSELTERN

Nur einen Tag verweilte es,
das Kind, von uns so heiß erfleht.
Als wir es trugen, schneite es,
wo nun das Grabkreuz steht.
Die dunkle Erde weihte es,
bis neue Saat aufgeht.

Ida Gerhardt

ÜBER DIE WEIDE

Gewiß – er wird da sein,
den wir auf Erden beweinen.
Kommt er dann über die Weide
jubelnd und ohne Pein.
Knietief in Blumen, so klein,
kommt er dann über die Weide,
tritt er zwischen uns beide –
in seinem weisen Geleite
werden wir Kinder sein.

Kommt er dann über die Weide,
gewiß – er wird da sein.

Ida Gerhardt

GOETHES ERFAHRUNG MIT FRÜHVERSTORBENEN KINDERN

Das schönste und reifste künstlerische Denkmal für das Weiterwirken der Frühverstorbenen, zart und gewaltig zugleich, findet sich am Schluß der großen Faust-Dichtung. Es sind die «Mitternachtsgeborenen», welche – zusammen mit den frommen Büßerinnen – die Seele des verstorbenen Faust in höhere Bereiche leiten.

Goethe selbst hat seine Ausleger irregeführt, als er erklärte, für den letzten Akt habe er auf die Vorstellungen der katholischen Kirche zurückgreifen müssen. Weder die katholischen Aussagen noch des nordischen Sehers Emanuel Swedenborg «Himmlische Geheimnisse» hätten genügt, die dichterische Form mit Leben zu erfüllen, wenn Goethe nicht durch allernächste Erfahrungen mit früh Abgeschiedenen bedrängt worden wäre. Vier seiner jüngeren Geschwister, zwei Mädchen und zwei Jungen, waren klein gestorben; die Enkelin Alma verschied in zartem Kindesalter; sein Sohn August starb, wiewohl als Erwachsener, im fernen Rom, der der einzig Überlebende von Goethes vier Kindern gewesen war: der zweite Sohn kam tot zur Welt, zwei Jahre später starb die Tochter Caroline, nur dreizehn Tage alt, und ein weiterer Sohn starb bereits drei Tage nach der Geburt. So inspirierten ihn eigentlich die eigenen leidvollen Erlebnisse zu dem grandiosen Bau des letzten Aktes seines Faust. Spirituelle Wahrheiten nahmen Gestalt an, denen jede Menschenseele nach dem Tod auf irgendeine Weise begegnet.

Gleich nach ihrer Geburt verstorbene Kinder (dies widerfuhr nach altem Volksglauben vor allem den zur Mitternachtsstunde Geborenen) sind es, die sich an den Pater Seraphicus wenden, um von ihm Auskunft über ihre jetzige Daseinsweise zu erhalten. Und er, der heilige Franziskus, dem einst durch einen Seraph die Wundmale Christi eingeprägt wurden, er, dieses «Genie der Kindlichkeit» (wie ihn Rudolf Meyer genannt hat) erklärt ihnen nicht nur, wer sie selber sind; er nimmt sie in sich selbst herein und läßt sie mit seinen eigenen erd-erfahrenen Augen die Schönheit von Bäumen, Felsen und Wasserfällen schauen. Doch sie schaudern zurück vor der Düsternis solch grober Dinge und streben in lichtere Bereiche. Der Pater Seraphicus kennt sich auch dort oben aus; er weist sie an, «zu höheren Kreisen» hinanzustreben und unermüdlich weiterzuwachsen – denn Werden und Entwicklung sind auch jenen reinen Bereichen nicht fremd – und der irdischen Liebe zur Vollendung zu verhelfen:

Denn das ist der Geister Nahrung,
die im freisten Äther waltet:
Ewigen Liebens Offenbarung,
die zur Seligkeit entfaltet.

In der Schar der seligen Knaben befindet sich auch Fausts eigenes Kind, das Gretchen gleich nach der Geburt ertränkt hatte. Schon am Ende des ersten Teils der Tragödie hatte die Seele des Kindes durch die Stimme der in geistige Umnachtung gesunkenen jungen Mutter sich vernehmen lassen, zunächst ganz im Sinne des Märchens «Von dem Machandelboom»:

> Meine Mutter, die Hur,
> die mich umgebracht hat!
> Mein Vater, der Schelm,
> der mich gessen hat!
> Mein Schwesterlein klein
> hub auf die Bein
> an einem kühlen Ort –

doch dann auch seine eigene Erlösung kündend:

> Da ward ich ein schönes Waldvögelein;
> fliege fort, fliege fort!

Nun hilft es zusammen mit den anderen Knaben dem eigenen schuldverstrickten Vater zu dessen Erlösung. Da sie selber «göttliche Belehrung» empfangen haben, können die seligen Knaben dem Erdenpilger zur Aufnahme in die höheren Bereiche des Himmels verhelfen:

> Hände verschlinget
> freudig zum Ringverein,
> regt euch und singet

heilge Gefühle drein!
Göttlich belehret,
dürft ihr vertrauen;
den ihr verehret,
werdet ihr schauen.

Nachdem verschiedene Chöre von Engeln, die «jüngeren» und die «vollendeteren», ihn aufgenommen haben in der Aussicht, daß den peinlichen Erdenrest schließlich «die ewige Liebe» vollends auflösen werde, nehmen wieder die seligen Knaben Fausts Seele entgegen:

Freudig empfangen wir
diesen im Puppenstand;
also erlangen wir
englisches Unterpfand.
Löset die Flocken los,
die ihn umgeben!
Schon ist er schön und groß
von heiligem Leben.

Durch die Vermittlung der reinen Kinderseelen ist Faust nunmehr vorbereitet, der «Mater gloriosa» als der Gestalt gewordenen ewigen Liebe zu begegnen, die umgeben ist von den drei großen Büßerinnen und von Gretchen. Zuletzt, wenige Strophen vor der endgültigen Aufnahme Fausts, nähern sich noch einmal die seligen Knaben in der Hoffnung, durch Faust die ihnen fehlende Erden-Erfahrung vermittelt zu bekommen als eine Art Gegenleistung für ihr Helfen:

Er überwächst uns schon
an mächtigen Gliedern,
wird treuer Pflege Lohn
reichlich erwidern.
Wir wurden früh entfernt
von Lebechören;
doch dieser hat gelernt,
er wird uns lehren.

❋

Auch an anderen Stellen seiner Werke hat Goethe der Frühvollendeten gedacht. Vor allem die Gestalt der Mignon in seinem «Wilhelm Meister» ist hier zu erwähnen. Bei ihrem Tod wird ein Requiem gesungen, an dessen Schluß die Mahnung steht, den «heiligen Ernst» als bleibende Frucht der Trauer zu behalten.

Schreitet, schreitet ins Leben zurück!
Nehmet den heiligen Ernst mit hinaus;
denn der Ernst, der heilige,
macht allein das Leben zur Ewigkeit!

❋

Ganz besondere Beachtung verdient ein wenig bekanntes Gedicht von Goethe, das ohne Überschrift überliefert wird. Es beschreibt die mutige Rechtfertigung einer für die Umgebenden zu früh von der Erde scheidenden Seele. Wir kennen nicht den Anlaß, der den Dichter zu diesen

Strophen anregte. Handelte es sich um einen erwachsenen Außenseiter, oder war es ein behindertes Kind, das noch wenig von der Welt kennengelernt hatte? In überzeugender Kraft verweisen die Schlußzeilen auf ein Wiedersehen und miteinander Wirken in einem neuen Leben, wodurch die Trauer des Abschieds verdient, in ein «Fest» umgestaltet zu werden:

ZWIESPRACHE MIT EINEM FRÜHVERSTORBENEN

Mancherlei hast du versäumet:
Statt zu handeln, hast geträumet,
Statt zu denken, hast geschwiegen,
Solltest wandern, bliebest liegen.

«Nein, ich habe nichts versäumet!
Wißt ihr denn, was ich geträumet?
Nun will ich zum Danke fliegen;
Nur mein Bündel bleibe liegen?

Heute geh ich: komm ich wieder,
Singen wir ganz andre Lieder.
Wo so viel sich hoffen läßt,
Ist der Abschied ja ein Fest.»

Johann Wolfgang von Goethe

Gedenkworte für Theo Faiss – ein Kind, das in Dornach durch einen umstürzenden Möbelwagen im Alter von sieben Jahren ums Leben kam (Dornach, den 10. Oktober 1914):

«Ist es nicht im Grunde genommen, meine lieben Freunde, unser aller, die wir hier gerade zum Zwecke unseres Baues zusammen sind, merkwürdiges Karma, jetzt, in einem erschütternden Ereignis, den Zusammenhang zwischen dem Karma und dem scheinbar äußeren Zufall zu erfahren? Das können wir schon verstehen, wenn wir alles, was wir bisher in der Anthroposophie erfahren haben, zusammennehmen, das können wir schon zu einer Überzeugung erheben: daß Menschenleben, die früh hinweggenommen werden, die nicht die Sorgen und Bekümmernisse, auch nicht die Versuchungen des Lebens durchgemacht haben, daß solche Menschenleben Kräfte in der geistigen Welt sind, die zu dem gesamten Menschenleben in einer gewissen Beziehung stehen, die da sind, um auf diese menschlichen Leben zu wirken. Oftmals sagte ich: Die Erde ist nicht da als ein bloßes Jammertal, als etwas, wohin der Mensch versetzt ist, gleichsam zur Strafe, hinaus aus einer höheren Welt; die Erde ist da als Lehrstätte für die Menschenseelen! – Wenn aber ein Leben nur kurz dauert, nur eine kurze Lehrzeit hat, dann bleibt eben gerade die Kraft, um von der geistigen Welt herunterzuwirken und fortzuströmen...

Wir erkennen dann auch das Bleibende in den Wirkungen der geistigen Welt in einem solchen Leben, das uns entrissen wird, wie der gute Knabe, der uns für den physischen Plan entrissen wurde. Wir ehren ihn, wir begehen seinen physischen Weggang in würdiger Weise, wenn wir in der angedeuteten und in noch mancherlei Hinsicht von dem in den letzten Tagen Erlebten lernen, recht, recht viel lernen. Anthroposophie lernt man fühlend und empfindend erleben. Dann schauen wir ... in richtiger Weise in jene Sphären hinauf, in die versetzt worden ist die Seele des Kindes, dessen Leib wir heute der Mutter Erde übergeben haben. ...»

BEIM TODE EINES SCHÜLERS

In künftiges Erdenleben
Dich kräftig einzuführen,
Warst Du uns übergeben
Durch Deiner Eltern Willen.

Im Schmerz an des Todes Pforte
Zu sprechen vermögen allein
Die seelenbeflügelten Worte,

Die dem reifenden Leben bestimmt.

So nimm statt der Schule Lenken
Für irdisches Tun und Leben
Der Lehrer liebend Gedenken
Hinüber in jenes Geistessein,

Wo die Seele umwebet
Der Ewigkeit helles Licht,
Und der Geist erlebet
Das Gottes-Willens-Ziel.

Rudolf Steiner

QUELLENVERZEICHNIS

Wir danken an dieser Stelle allen Inhabern der Rechte für die freundlich erteilte Abdruckgenehmigung.

Bauer, Michael: Gesammelte Werke, Band 1. Hrsg. v. Christoph Rau. Stuttgart 1985.

Boogert, Arie: Bij het sterven van kinderen. Den Haag 1981. (Deutsch: Beim Sterben von Kindern. Stuttgart 1986.)

Bülow, Gabriele von: Gabriele von Bülow, Tochter Wilhelm von Humboldts. Ein Lebensbild. Berlin 1900.

Claudius, Matthias: Ich bin ein Bote und nichts mehr. Hrsg. v. Gerhard Wehr. München 1990.

Doldinger, Friedrich: Die ewige Stadt. Freiburg 1949.

Eichendorff, Joseph von: Gedichte – eine Auswahl. Stuttgart 1957.

Goethe, Johann Wolfgang von: Werke. Kürschners Deutsche National-Literatur, Bd. 83.

Hebbel, Friedrich: Werke.

Humboldt, Wilhelm von: Briefe

Jung-Stilling, Heinrich: Szenen aus dem Geisterreich (5. Szene). Bietigheim 1973.

Mann, Thomas: Doktor Faustus. Roman. Frankfurt/M. 1982.

Rückert, Friedrich: Ausgewählte Werke. Hrsg. v. Julius Kühn. Leipzig o. J.

Steiner, Rudolf: Menschenschicksale und Völkerschicksale. (GA 157). Dornach 1960.

– Unsere Toten. (GA 261). Dornach 1984.

Wagner, Christian: der ewige Brunnen. Hrsg. v. Kurt Heynicke. München 1955.

Waldt, Annie und Gustav: Gedichte. Unveröff. Manuskript.

INHALT